# Intervallfasten für Anfänger

## Intermittierendes Fasten – gesund und einfach abnehmen ohne Diät

## Bonus: Rezepte zum Intervallfasten

von Tanja Stark

## Inhaltsverzeichnis

# Kapitel 1: Intervallfasten – was ist das?

Zunächst die gute Nachricht: Intervallfasten ist keine Diät. Das bedeutet glücklicherweise, dass es keinerlei Vorschriften gibt, was Du essen darfst und was nicht. Intervallfasten gibt nur vor, wann am Tag gegessen wird. In der Zwischenzeit wird lediglich getrunken, also gefastet. Wie beim Fasten üblich, sind stilles, klares Wasser und ungesüßte Kräutertees erlaubt. Es werden feste Zeiträume am Tag eingerichtet, in denen gegessen werden darf. Grundsätzlich sind die Fastenzeiträume des Tages länger als die „Essenszeiten". Jeder, der Intervallfasten durchführt, kann sich seinen Tag so einteilen, wie es für ihn persönlich am besten ist. Die einfachste und damit auch am häufigsten gewählte Variante ist, nach dem Abendessen zu fasten und das Frühstück vollständig wegzulassen. Die erste Mahlzeit des Tages wird also erst zwischen 11:00 Uhr und 12:00 Uhr eingenommen. Bis 20:00 Uhr darf nun alles gegessen werden, was das Herz begehrt. Übertreiben sollte man dabei nun aber auch nicht. Allerdings muss auch nicht auf die Kalorien geachtet werden. Nach 20:00 Uhr wird dann wieder nur getrunken, bis zum nächsten Tag zur vereinbarten Zeit.

Während der Essensphase sollte ganz normal gegessen werden. Es werden keine Gelage gefeiert. Es wird nicht bis zum Abwinken gegessen. Kommt es zum Sättigungsgefühl, wird mit dem Essen erst einmal aufgehört.

Der Organismus gewöhnt sich sehr schnell daran, dass er nur zu bestimmten Zeiten Nahrung erhält. Man wird im Laufe der Zeit feststellen, dass es sogar sehr guttut, wenn der Magen einmal vollkommen leer ist. Man wird des Weiteren feststellen, dass man mehr Energie zur Verfügung hat. Kein Wunder, ein verdauender Magen zieht viel Energie aus dem Körper ab. Diese steht nun zur freien Verfügung. Was machen wir also? Joggen, Liegestütz oder eine kleine Fahrradtour. Man fühlt sich fitter und wird feststellen, dass man allgemein belastbarer wird.

Da der Darm nicht dauerhaft bis zum Anschlag gefüllt ist, funktioniert auch dieser Teil der Verdauung besser. Die Nahrung kann optimal verwertet werden. Weniger Schlacken, die sich festsetzen wollen/können, entstehen. Ein gesunder Darm führt zu einem gesunden Organismus. Denn automatisch nimmt man beim Intervallfasten ab. Später ist es kinderleicht, das gewünschte Gewicht zu halten.

Die Reduzierung des Körpergewichtes bringt große Vorteile mit sich. So werden Folgeerkrankungen von Übergewicht deutlich in die positive Richtung dirigiert:

- Diabetes Typ 2: Die Werte werden sich bei anhaltendem Intervallfasten verbessern.
- Bluthochdruck: Auch dieser Wert sinkt um einige Punkte.
- Stoffwechselerkrankungen werden vermieden. Hierzu gehören Arthrose, Gicht, Sodbrennen, u. v. m.
- Verbesserung von Cholesterin- und Entzündungswerten
- Stimmungsaufhellend

Viele Prozesse im Organismus greifen ineinander, auch wenn wir dies normalerweise nicht bemerken. So zieht die positive Wirkung des Intervallfastens im Körper ihre Kreise. Das gesamte System kommt wieder ins Gleichgewicht.

Die Essenspausen sorgen vor allem dafür, dass alternde Zellen schneller abgestoßen und abtransportiert werden. Bei einem zu gut versorgten Organismus wird auch der Zellstoffwechsel träge. In Essenspausen hat der Körper die Muße, sich nicht der

Verdauung, sondern der Zelloptimierung widmen zu können.

Schauen wir uns die einzelnen Fragestellungen nun einmal genauer an, damit wir auch wirklich verstehen, worauf wir uns da einlassen wollen. Übrigens: Solange der Kaffee nicht durch Milch oder Zucker „verunreinigt“ wird, ist er natürlich erlaubt. Eine gute Nachricht, oder?

# Kapitel 2: Ziele des Intervallfastens

Mit dem Intervallfasten zu beginnen, kann verschiedene Gründe haben. Die zwei häufigsten Gründe sind Gewicht abzunehmen und das Gewicht auf einfache Art zu halten. Dass das Intervallfasten zu dem auch noch sehr gesund ist, selbst wenn man keine Gewichtsprobleme hat, wissen die meisten aber nicht. Die gesetzten Ziele, also Gewichtsabnahme bzw. Halten des Gewichtes, werden aber eigentlich durch einen sehr einfachen Effekt erzielt:

### Phase 1 - Fasten

Es gibt eine Phase des Fastens und eine Phase des Nicht-Fastens. Während der Fastenphase sind tatsächlich, wie beim herkömmlichen Fasten, nur zuckerfreie Getränke erlaubt. Das wären dann stilles Wasser, ungesüßte Tees und Kräuterwasser (Wasser mit Kräutern als Geschmacksgeber). Wer großzügig sein möchte, kann auch Fruchtwasser selber herstellen. Hierzu wird stilles Wasser mit Fruchtstücken versehen. Das Wasser nimmt den Geschmack der Frucht an. Kalorien sind so gut wie nicht vorhanden. In dieser Phase hat das Verdauungssystem gewissermaßen keine Aufgaben, denn es gibt nichts, was er verdauen müsste. Dadurch entsteht ein abbauender, katabolischer Zustand. Dieser Zustand setzt 8 bis 12 Stunden nach der letzten Mahlzeit ein. Daher ist es auch so wichtig, die lange Fastenphase einzuhalten, wenn man sich für das Intervallfasten entschieden hat. In diesem Zustand ist der Insulinspiegel sehr niedrig. Es wird viel Fett abgebaut, da keine neue Nahrung zugeführt wird.

### Phase 2 - Nicht-Fasten

Danach folgt eine Phase des Nicht-Fastens. In diesem Zustand ist Essen in jeglicher Form, nach persönlichem Geschmack, erlaubt. Der Organismus ist also in einem Zustand der aktiven Verdauung und Verstoffwechslung der Nahrung. Ein aufbauender, anabolischer Zustand entsteht. Für gewöhnlich hält er bis zu fünf Stunden an. Logischerweise ist der Insulinspiegel bei aktiver Verdauung sehr hoch. Fett wird in diesem Zustand nicht aufgebaut.

Hält man sich genau an das Intervallfasten, wird während der Fastenphasen eingelagertes Fett verbrannt. Es wird abgebaut. Um diesen Effekt für einen längeren Zeitraum halten zu können, ist es unbedingt notwendig, dass man seinen täglichen Energiebedarf kennt. Um diesen zu erhalten, ist es möglich, einen entsprechenden Bedarfsrechner zu bemühen. Wer innerhalb der Nicht-Fasten-Phase über seinen Bedarf hinaus Nahrung zu sich nimmt, darf sich nicht wundern, wenn die Pfunde nicht so fallen, wie man es sich vorstellt.

Auch für das Halten des Gewichtes ist der Energiebedarf ein wichtiger Indikator. Über den persönlichen Bedarf hinaus darf auch in dieser Situation nicht gegessen werden. Sonst kann es auch hier dazu kommen, dass nicht der gewünschte Effekt eintritt.

Grundsätzlich gilt, dass auf stark zuckerhaltige Nahrungsmittel, Fast Food und Fertignahrung verzichtet werden sollte. Fast Food und Fertignahrung haben leider oftmals einen hohen Zucker- und Fettanteil. Wird zu diesen Nahrungsmitteln gegriffen, entsteht natürlich der gegenteilige Effekt. Der individuelle Energiebedarf wird überschritten und es kommt noch während der Nicht-Fasten-Phase zum Aufbau von Fettzellen bzw. dem Einlagern überschüssiger Energie.

Oftmals ist auch der konkrete Muskelaufbau Ziel des Intervallfastens bzw. wird damit kombiniert. Dies ist ein Thema, das in einem späteren Kapitel intensiv aufgegriffen wird.

## Kapitel 3: Gibt es Vorurteile dem Intervallfasten gegenüber?

Das Intervallfasten stößt nicht bei allen auf positive Reaktionen. Das liegt an den langen Fastenphasen. Insbesondere wird beim Intervallfasten auf das Frühstück verzichtet. Beim Aufstehen und dem Beginnen des Tages wird der gesamte Organismus „hochgefahren“. Aus diesem Grunde erfährt der Körper einen gesteigerten Energiebedarf. Befindet man sich zu diesem Zeitpunkt in der Fastenphase, kommt es durch den höheren Energiebedarf zum Abbau von Fettzellen. Eigentlich ein erwünschtes Ergebnis. Nur leider haben viele von ihren Eltern gelernt, dass das Frühstück die wichtigste Mahlzeit des Tages ist. Ein Glaubenssatz, an den sich natürlich viele halten. Doch ist es eine Gewöhnungssache, ob man morgens, direkt nach dem Aufstehen, tatsächlich Nahrung benötigt oder nicht. Jeder, der über einen längeren Zeitraum das Frühstück weglässt oder erst später mit der Nahrungsaufnahme beginnt (etwa nach dem Frühsport oder dem Gassi-Gehen mit dem Hund), wird feststellen, dass Gewicht verloren wird.

Es gibt noch andere Glaubenssätze und „kluge Sprüche“, die uns dazu bringen, dass man dem Intervallfasten mit Vorsicht begegnet.

- „Esse morgens wie ein Kaiser, mittags wie ein König und abends wie ein Bettler.“
- „Esse Deinen Teller leer, sonst scheint morgen die Sonne nicht.“
- „Ohne Essen / Frühstück macht das Leben keinen Spaß.“
- „Ohne Frühstück kannst Du nicht richtig denken und bist schlecht in der Schule / auf der Arbeit.“
- „Dein Essverhalten ist genetisch bedingt. Da kannst Du nichts machen.“
- „Wenn Du abends viel isst, dann wachst Du morgens dicker auf.“
- „Viele kleine Mahlzeiten am Tag sind besser als eine / drei große Mahlzeiten.“

Wir alle kennen diese oder ähnliche Sprüche. Auch wenn wir auf der Bewusstseinsebene der Meinung sind, dass sie uns nichts anhaben können, spricht das Unterbewusstsein eine andere Sprache. Denn genau dort sind Glaubenssätze aller Art gespeichert. Sie laufen, wie es bereits erahnt werden kann, unbewusst ab. So wissen wir oftmals gar nicht, dass wir frühstücken, weil mit diesem Glaubenssatz großgezogen wurden. Gerade wenn es die Eltern gewesen sind, die uns diese Glaubenssätze „eingetrichtert" haben, halten wir, ebenfalls unbewusst, an diesen fest. Daher ist es richtig, dass zum erfolgreichen Intervallfasten zumindest zu Beginn eine große Willensstärke von Nöten ist. Schließlich will man sich den „Anweisungen" der Eltern wiedersetzen. Dies mag nun drastisch klingen. Meist sind es ja erwachsene Menschen, die mit dem Intervallfasten beginnen. Und trotzdem sind diese Glaubenssätze verankert wie bei kleinen Kindern. Und diese möchte man natürlich nicht brechen.

Diese Glaubenssätze sind aber in einer Zeit entstanden, in der ein üppiges Nahrungsangebot noch nicht allgegenwärtig war. Denn noch unsere Großeltern mussten ab und an mit kleinen Portionen auskommen oder gar hungrig ins Bett gehen. Klar, dass man seine Lieben dazu bringen wollte, die vorhandene Nahrung auch zu nutzen. Diese Problematik besteht allerdings heute nicht mehr. Im Supermarkt um die Ecke findet man immer ausreichend frische Nahrung, dass man jederzeit gesund und reichlich essen kann. Und wenn man einmal eine Mahlzeit auslässt – so what?

## Kapitel 4: Intervallfasten ist nicht für jedermann geeignet, oder doch?

Gesunde Menschen, die keine chronischen Erkrankungen oder Vorerkrankungen haben, können mit dem Intervallfasten bedenkenlos beginnen.

Folgende Indikationen sind absolute Kontraindikationen:

- Niedriger Blutdruck
- Schwangerschaft
- Stillzeit

Des Weiteren Vorsicht, wenn folgende Erkrankungen vorhanden sind:

- Essstörungen, etwa Bulimie
- Stoffwechselerkrankungen
- Starkes Untergewicht
- Krebserkrankungen bzw. einer aktuellen Krebstherapie

Der Grund ist schnell erklärt: Die Verdauung und der Stoffwechsel werden über interagierende Hormone reguliert. Bei den oben genannten Indikationen ist dieser Hormonhaushalt bereits in Unordnung. Mit

Intervallfasten würde man den Hormonhaushalt wieder in eine andere Richtung bringen. Dies wäre jedoch bei den o. g. Erkrankungen nicht vorteilhaft. Bei bestehenden Erkrankungen muss sich der Organismus auf die Gesundung, auf die Heilung konzentrieren können. Eine Regulationsmaßnahme hinsichtlich des Gewichtes steht zu diesem Zeitpunkt nicht an.

Kinder und Senioren sollten grundsätzlich kein Intervallfasten durchführen. Bei den Kindern und Jugendlichen würde dies den Hormonhaushalt negativ beeinflussen. Sie brauchen regelmäßige Mahlzeiten, damit sie sich problemlos entwickeln können.

Senioren sollten das Intervallfasten meiden. Ihr Stoffwechsel hat sich dem Alter und der verringerten benötigten Energie angepasst. Das Intervallfasten passt nicht zu diesem altersbedingten Zustand.

<u>Generell gilt: Wenn Unsicherheit besteht, lieber den Arzt fragen. Jeder fastet eigenverantwortlich und dies muss ggf. vorher abgeklärt werden.</u>

# Kapitel 5: Welche verschiedenen Arten des Intervallfastens gibt es?

Intervallfasten kann auf unterschiedliche Weise durchgeführt werden. Wichtig ist bei der Wahl der Intervalle, dass die Methode in den regulären Tagesablauf eingebaut werden kann. Es ist vollkommen undenkbar, dass der Tagesablauf um das Intervallfasten herum aufgebaut wird. Auf diese Weise funktioniert es nicht. Zu schnell können unvorhergesehene Termine auftauchen, die man nicht ändern kann. Sie würden den Intervallplan schnell durcheinanderbringen. Dies würde zu einem Misserfolg führen.

## Die Tagesmethoden

Das Fasten nach Tagen bedeutet, dass an bestimmten Tagen gefastet und an den anderen Tagen gegessen werden darf. Das grundsätzliche Verhalten gleicht dem des herkömmlichen Fastens, mit der Ausnahme, dass die Woche aus 5 Tagen „Schlemmen“ und 2 Tagen Fasten besteht.

## Die 5:2 - Methode

Dies ist die beliebteste Variante des Intervallfastens. An fünf Tagen wird normal gegessen und an den übrig bleibenden 2 Tagen wird gefastet. Hierbei ist es jedem selbst überlassen, an welchen Tagen gegessen wird. Optimal ist es natürlich, die Essenstage an das Wochenende zu verlegen. An diesen Tagen hat man ausreichend Zeit, sich gesunde Mahlzeiten zu zubereiten. An den Fastentagen wird nach regulären Fastenregeln gefastet. Als Ziel wird die Fettverbrennung als beständige Energiequelle zu konditionieren. Diese Variante kann bis zum Erreichen des Wunschgewichtes durchgeführt werden. Es gibt diesbezüglich keine Einschränkungen. In der Anfangszeit gilt es zu beachten, dass man während der Fastentage weder zu viel arbeitet noch starkem Stress ausgesetzt ist. Psychologisch würde durch diese Einwirkung das Einstellen des Erfolges sabotiert werden. Hat man sich erst einmal in den Rhythmus eingefunden, kann der Alltag wieder ganz normal weitergeführt werden.

Es werden folgende Kalorienmengen empfohlen:

- während den Fastentagen: Frauen – 500 kcal, Männer – 600 kcal
- während den Nicht-Fastentage: Frauen – 1.900 kcal, Männer – 2.000 kcal

Bewertung der Methode:

Bei der 5:2 Methode empfiehlt es sich, die Fastentage auf diejenigen Tage zu legen, an denen nicht zu viel körperlich gearbeitet wird und der Stresseinfluss gering ist. Auch soll, wenn möglich, auf die persönlichen Wünsche Rücksicht genommen werden. Bist Du z. B. an Wochenenden gewohnt, mit Freunden zum Essen zu gehen, dann solltest Du die Fastentage auf Werktage legen. Du darfst aber auch nicht zu strengt mit dir sein, wenn z. B. der Erholungsurlaub in einem schönen Hotel ansteht. Hier dürfen kulinarische Belohnungen schon einmal sein. Es ist aber wichtig, dass Du anschließend zu Hause mit der gleichen Motivation weiter machst wie bisher. Disziplin ist beim Intervallfasten sehr wichtig und die mentale Seite darf nicht unterschätzt werden.

## Die 6:1 – Methode

Diese Formel wird eingesetzt, wenn das Wunschgewicht erreicht wurde. Sie dient der optimalen Erhaltung des guten Ergebnisses. Ein weiterer Gewichtsverlust ist mit dieser Methode nicht möglich.

Bewertung der Methode:

Ein Abnehmerfolg setzt ein, wenn die Energiebilanz des Körpers negativ ist. Dies bedeutet, dass mehr Kalorien verbraucht werden als dem Körper zugeführt werden. Betrachtet man dies über die ganze Woche, dann ist es so, dass ein einzelner Fastentag nicht ausreicht, um ein genügend großes Energiedefizit zu erwirtschaften. Deshalb eignet sich die 6:1 – Methode nur Erhaltung des Gewichtes.

## Die Stundenmethode

Bei dieser Methode werden die 24-Stunden in Fasten- und Essens-Phasen eingeteilt. Auch hier sind mehrere Varianten gängig, um den Tag optimal aufzuteilen. Welche davon am besten zum individuellen Alltag passt, muss jeder selber ausprobieren. Es kann natürlich auch sein, dass die Variante noch einmal geändert werden muss, damit es stimmig wird. Bei der Stundenmethode ist dies allerdings überhaupt kein Problem.

## Die 16:8 – Methode

Dieses Modell lässt 16 Stunden fasten und 8 Stunden Essenszeit zu. Das bedeutet natürlich nicht, dass man während der Essensphase die ganze Zeit am Essen ist. Man kann die 8 Stunden sinnvoll einteilen, um mehrere Mahlzeiten zu sich nehmen zu können, ohne den Magen zu überladen oder Übelkeiten zu erzeugen. Zudem ist natürlich zu beachten, dass ein übermäßiger Konsum für das Abnehmen generell nicht sinnvoll ist. Diese Methode ist insbesondere für Personen geeignet, die sich die Tagesmethode nicht zutrauen. Dies ist verständlich, da es sich natürlich um einen großen Eingriff in den Alltag handelt. Diese Methode hingegen gewährt einen bestimmten Zeitraum des Tages, in dem gegessen werden darf. Es ist von Vorteil, wenn der späte Abend und die Stunden des Vormittags mit dem Fasten verbunden werden. Dazwischen liegt die Nacht, sodass in dieser Zeit natürlich auch keine Nahrungsaufnahme stattfindet. Es ist sinnvoll, die Energiereserven des Organismus kurz vor dem

Schlafengehen aufzufüllen. Natürlich kann diese Zeit aber auch anders eingeteilt werden. So, wie man es am besten verträgt, und so, wie man es am besten in den persönlichen Alltag einbinden kann.

Beispielablauf eines Fastentages:

| **Uhrzeit** | **Tätigkeit** |
|---|---|
| 07:00 Uhr | Kein Frühstück! Erlaubt sind aber Tee ohne Zucker, Kaffee schwarz und Wasser nach Belieben |
| 12:00 Uhr | Die erste Mahlzeit des Tages. Hier gilt das Motto: Esse so viel, bis du satt und zufrieden bist |
| 20:00 Uhr | Die zweite und letzte Mahlzeit des Tages: Auch hier darfst Du getreu dem zuvor genannten Motto Essen. |

Die oben genannten Angaben sind nur eine Empfehlung. Du kannst die Zeiten auch ganz nach deinem Biorhythmus legen. Wichtig ist nur, dass Du 16

Stunden fastest. Wichtig ist, dass Du während der Fastenzeit fast keine Kalorien zu dir nimmst. Theoretisch wären somit auch die sogenannten „Light-Getränke“ zulässig, die nur maximal 1 kcal je 100 ml besitzen. Aber: gesünder ist es, beim Wasser oder Tee zu bleiben.

Bewertung der Methode:

Im Prinzip kann die Methode leicht umgesetzt werden, indem das Frühstück einfach nach hinten geschoben wird. Gleichzeitig soll das Abendessen ca. 8 Stunden später zu sich genommen werden. Schon ist das Intervallfasten erfolgreich umgesetzt und die Erfolge werden bald ersichtlich.

## Die 20:4 – Methode (Warrior-Diet)

Hierbei handelt es sich um eine verschärftere Version der 16:8 Methode. Bei der 20:4-Methode werden allerdings 20 Stunden Fasten und nur 4 Stunden Nahrungsaufnahme durchgeführt. Ob sie für den Anfang gut geeignet ist, muss jeder für sich entscheiden. Man kann natürlich nach einer gewissen Zeit von der gut funktionierenden 16:8 Methode auf die

20:4 umsteigen. Der Fasten-Anteil wird erhöht und die Essens-Zeit wird verkürzt.

Man muss hier besonders viel Disziplin an den Tag leben, um diese Methode durchzuführen. Die Unter der 16:8 Methode aufgeführte Tabelle kann hier die Basis sein, sie muss aber stärker gestrafft werden.

Bewertung der Methode:

Die Logik hinter dieser Fastenmethode ist, dass innerhalb von 4 Stunden natürlich weniger Kalorien aufgenommen werden können wie innerhalb von 8 Stunden.

Da aber keine kompletten Fastentage durchgeführt werden, besteht aber noch immer die Möglichkeit für flexible Restaurantbesuche, Besuche bei Freunden zum Essen etc. Man ist in seinen persönlichen Aktivitäten nicht so stark eingeschränkt, wie mit kompletten Fastentagen.

## Die 10in2 – Methode

Diese Form des Intervallfastens ist wie folgt definiert: einen Tag essen (**1**), einen Tag fasten (**0**) in zwei Tagen (**2**).

Man darf also an einem Tag ganz normal essen und am anderen Tag wird gefastet. In Summe ergeben sich hieraus also folgende Abläufe:

- 24 h Nicht-Fasten
- 24 h Fasten

Diese Variante erlaubt es, die Essenszeiten besser auf den Tag zu verteilen. Dies ist besonders für Personen sinnvoll, die das Essen lieber in kleineren Portionen über den Tag verteilen. Allerdings wird sich der gewünschte Erfolg langsamer einstellen, als dies mit anderen Methoden möglich wäre.

Bewertung der Methode:

Diese Methode ist im Vergleich zu den bisher genannten Stundenmethoden darauf ausgelegt, einen kompletten Fastentag einzuführen. Hier kann es für einige Personen schwierig sein, die strenge Disziplin an den Tag zu legen und oft kurz hintereinander einen kompletten Tag zu fasten.

## Die 36:12 – Methode

Hierbei handelt es sich um eine recht extreme Variante, die sich über zwei Tage hinweg zieht. Ein Synonym für diese Methode lautet „Alternate Day Fasting (ADF)“ Am ersten Tag darf zwischen 07:00 Uhr und 19:00 Uhr gegessen werden. Danach folgt ein 36 Stunden-Zyklus, in dem gefastet wird.

Beispiel – Ablauf:

- Am Montag wird zwischen 07:00 Uhr und 19:00 Uhr gegessen
- Von Montag, 19:00 Uhr bis Mittwoch, 07:00 Uhr wird gefastet
- Von Mittwoch 07:00 Uhr bis 19:00 Uhr wird gegessen
- Von Mittwoch 19:00 Uhr bis Freitag 07:00 Uhr gefastet
- …

<u>Bewertung der Methode:</u>

Bei der 36:12 - Methode handelt es sich um eine eher komplizierte Variante des Intervallfastens. In der Praxis ist dies aber eine sehr effektive Methode. Vorteilhaft ist hier vor allem, dass bedingt durch die langen Fastenzeiten ein hohes Kaloriendefizit umgesetzt werden kann.

## Ablauf eines Fastentages

Es ist wichtig, sich zuvor psychisch zu stärken, damit die Fastenzeit eingehalten werden kann. Ist dies nicht gegeben, steht der gesamte Erfolg auf dem Spiel. Eine intensive Flüssigkeitszufuhr muss gewährleistet werden können. Das bedeutet, dass die notwendigen Getränke / Wasserflaschen im Voraus besorgt werden. An den ersten Tagen des Intervallfastens hat man garantiert keine Lust, den Getränkemarkt aufzusuchen. Dieser Tag wird mit einem ungesüßten Tee begonnen. Zum Mittag besteht die Möglichkeit eine Gemüse- oder Hühnerbrühe zu genießen. Es gibt diesbezüglich keine negativen Auswirkungen auf den Erfolg des Projektes. Dafür wird der Organismus aber mit Elektrolyten versorgt.

Wer das Gefühl bekommt, den Tag nicht ohne eine kleine Nahrungsaufnahme überstehen zu können, kann etwa kleine Gemüsesticks wie Karotten, Gurken oder Paprika zu sich nehmen oder ohne Rührei, das ohne Fettzugabe gebraten wurde. Auch eine Scheibe Knäckebrot ist denkbar, um einen Heißhunger in den ersten Tagen zu überbrücken. Allerdings darf die Marke von 500 kcal bei Frauen und 600 kcal bei Männer nicht überschritten werden. Geschieht dies doch, wird das automatisierte Verdauungsprogramm des Organismus eingeläutet.

# Kapitel 6: Was darf man essen?

Die wirklich wichtige Frage ist nicht, was man essen darf, sondern wie viel!

Ja, wie jetzt?

Nun, man sollte sich grundsätzlich so gesund und natürlich wie möglich ernähren. Sicherlich gibt es dabei die persönlichen Vorlieben: Der eine liebt Fisch, der nächste Fleisch. Der eine hat sein Gemüse gerne weichgekocht, der andere bevorzugt die Rohkost. Doch an die grundsätzliche Ernährung, die bisher vorherrschte, ist der Organismus ja bereits gewöhnt. Und genau diese wird ja nun aufgeteilt, um die Fastenzeiten korrekt einzuhalten.

Um eine optimales Ergebnis zu erzielen, ist es natürlich wichtig, dass alle unnatürlichen Dickmacher auch von der Speisekarte gestrichen werden. Hierzu gehört neben stark zuckerhaltigen Nahrungsmitteln auch ein Zuviel an Milchprodukten, Fast Food und Fertignahrung. Das „Dosenfutter" und die Pizza aus der Tiefkühltheke gehören also der Vergangenheit an. Aber: Als Ausnahme sind sie ebenso gestattet wie Naschkram. Aber wirklich nur in angemessenen Mengen! Der Organismus merkt es sofort, wenn ein

Überschuss an Nahrungsenergie vorhanden ist. Diesen wird er dann sofort in Fettzellen umwandeln. Und schon stehen wir wieder am Anfang.

Das bedeutet natürlich nicht, dass man nun auf Feiern oder den gemütlichen Fernsehabend mit Freunden und Chips verzichten muss. Mit nichten! Aber man sollte die Mengen im Auge behalten und am nächsten Tag einfach kalorienreduziert essen. Ein Salattag kann da auf jeden Fall nicht schaden!

**Bio oder Nicht-Bio?**

Natürlich ist biologisch angebaute Nahrung vorteilhaft, sowohl für den Menschen als auch für die Umwelt. Dabei sollte man aber auf „echte" Bio-Lebensmittel mit Demeter-Qualität achten. Es existieren verschiedene Bio-Label, die sehr zu empfehlen sind:

- Demeter
- Bioland
- Naturland
- GÄA e. V.

Es ist aber auch möglich, Bio-Produkte direkt im Discounter zu kaufen. Es ist eine rein finanzielle Entscheidung, ob man im Bio-Laden einkaufen kann oder nicht. Aber grundsätzlich ist es für das

Intervallfasten nicht entscheidend, ob man Bio-Qualität bezieht oder nicht. Es geht hier vor allem um die Qualität der Speisen sowie das gute Gefühl, nachhaltige Nahrungsmittel zu konsumieren, die gut für Leib und Seele aller Beteiligten sind (Tiere, Landwirte und Konsumenten).

**Nahrungszubereitung und Rezepte**

Intervallfasten ist keine ausgeklügelte Diät, wie Du bereits aus den zuvor aufgeführten Seiten gesehen hast. Es handelt sich um eine andere Art der Nahrungsaufnahme. Der Zucker wird reduziert und Du kannst an den Nicht-Fastentagen essen was Du möchtest. Prinzipiell gibt es keine speziellen Rezepte zum Intervallfasten. Im Kapitel 11 zeige ich dir aber einige Rezepte zum Frühstück, Mittag- und Abendessen, die sehr gut für die Ernährung an den Nicht-Fastentagen geeignet sind.

Entsprechend ist es nicht wichtig, ob mit Superfoods hantiert wird oder ob lieber altdeutsche Gerichte auf den Tisch kommen. Die Menge ist vielleicht noch entscheidend. Natürlich darf nicht über den persönlichen Energiebedarf Nahrung zu sich genommen werden. Aber sonst …

# Kapitel 7: Wie wirkt sich Intervallfasten auf die Gesundheit aus?

Selbstverständlich wird das Intervallfasten nicht nur wegen der Gewichtsabnahme durchgeführt. Ganz nebenbei hat es nämlich noch weitere gesundheitliche Folgen, die durch die Bank weg positiv vermerkt werden können.

Nochmals wird darauf hingewiesen, dass man nur dann zum Intervallfasten übergehen kann, wenn man selber gesund ist. Damit ist auch nicht der kleine Schnupfen oder die leichte Magenverstimmung gemeint. Gemeint sind schwere bzw. chronische Krankheiten, die einer Dauerbehandlung beim Arzt bedürfen. Dazu gehören etwa die folgenden Krankheitsbilder:

- Krebserkrankungen
- Schwangerschaft und Stillzeit, obwohl beides ja keineswegs als Erkrankung angesehen werden kann
- Sämtliche, systemübergreifende Stoffwechselerkrankungen
- Essstörungen der unterschiedlichsten Art, u.a. Bulimie

- Niedriger Blutdruck
- Untergewichte Personen

All diese Krankheitsbilder können durch das Intervallfasten verstärkt werden bzw. sich in eine Richtung entwickeln, die unerwünscht ist. Ist man an einer dieser Krankheiten erkrankt und möchte dennoch mit dem Intervallfasten beginnen, sollte man zunächst Rücksprache mit einem Ernährungsmediziner halten. Dieser kann aufgrund der persönlichen Krankheitsgeschichte beratend bei der Entscheidung für oder gegen das Intervallfasten zur Seite stehen. Medizinisch sollte das Intervallfasten unbedenklich sein, was nur ein gut geschulter Mediziner bestätigen kann.

## Positive Auswirkungen auf den Organismus

Die Studien zu dem Thema Intervallfasten mehren sich. Daher stehen uns heute wesentlich mehr Erkenntnisse zur Verfügung als noch vor ein paar Jahren. Allerdings sind die Studien am Menschen noch nicht so weit fortgeschritten, wie sie es sein könnten. Die Studien an Mäusen hingegen haben ausschließlich positive Ergebnisse zu Tage gebracht.

## Vermindertes Entzündungsrisiko

Mit jeder Nahrungsaufnahme nimmt der Körper auch Fremdstoffe zu sich, die uns schaden können. Diese werden zum Großteil im Darm (der Schleimhaut) bekämpft. Wenn nun am Tag viele Mahlzeiten zu sich genommen werden, dann ist das Immunsystem kontinuierlich damit beschäftig, Schaden abzuwenden und kommt nicht zur Ruhe. Wenn hingegen nur wenig Nahrung zu sich genommen wird, ist das Immunsystem weniger beschäftigt und dies lässt sich auch im Blutbild nachweisen. Das Immunsystem hat durch weniger Essen auch weniger zu tun.

## Insgesamt ein verbessertes Stoffwechselmanagement

Das Intervallfasten entspricht am ehesten den Zeiträumen der Nahrungsaufnahme, die unser Körper seit Jahrtausenden gewohnt war. In der Steinzeit z. B. gab es keine regelmäßige Nahrungsaufnahme und unser Körper hat sich darauf eingestellt, dass er längere Zeit ohne Nahrung auskommt. Durch die festen und häufigen Mahlzeiten entspricht dies nicht mehr unserer ursprünglichen Natur. Während den Fastenperioden greift der Körper auf die Fettpolster zurück und während der Nicht-Fastenzeit greift er auf Kohlenhydrate zu, die wir ihm zuführen. Wenn wir nicht fasten, dann greift er fast nur auf Kohlenhydrate zurück und dies entspricht nicht unserem natürlichen Körperkreislauf. Fasten ist also ganz natürlich.

### Reduzierung des Diabetes Typ 2 - Risikos

Deutliches Absenken des Risikos, an Diabetes Typ 2 zu erkranken. Ein zeitgleich durchgeführter Wechsel auf gesündere Nahrung ist wünschenswert und verbessert das Ergebnis um ein Vielfaches. Das Ergebnis wird damit begründet, dass in den Fastenphasen nur geringe Mengen an von außen zugeführtem Zucker im Blut zu verzeichnen ist.

### Verbesserte Regeneration der Zellen

Dieser Effekt konnte in direktem Zusammenhang mit der gezielt eingesetzten Zurückhaltung gebracht werden. Sobald Nahrungsmittel aufgenommen werden, reduziert der Organismus sämtliche Zellreparationsvorgänge. Bei älteren Menschen wird von einem natürlichen Phänomen ausgegangen, da es sich bei Senioren verstärkt. Ist der Organismus durch die Essenspause darauf angewiesen, auf körpereigene Reserven (Fettzellen) zur Energiegewinnung zurückzugreifen, werden schädliche Überreste schneller und effektiver abtransportiert. Defekte Zellteile werden optimal entsorgt. Dieser Effekt wird „Selbstwartung des Körpers“ genannt. 2016 wurde der Zellbiologe Yoshinori Osumi für seine Studie zum Thema „Regeneration und Reinigung von Zellen“ mit dem Nobelpreis ausgezeichnet.

## Stoppen von Heißhungerattacken

Dadurch, dass in der Essensphase des Intervallfastens prinzipiell nach Belieben gegessen werden darf, gibt es schlichtweg keine Möglichkeit, Heißhungerattacken zu entwickeln. Du kannst deinen ganz normalen Essgewohnheiten nachgehen. Aufpassen solltest Du nur darauf, dass dein Essen auch gesund ist und Du dich nicht von Fast Food ernährst. Die Rezepte im Anhang bieten hier gute Anhaltspunkte für eine ausgewogene und gesunde Ernährung. Heißhungerattacken in der Fastenphase können natürlich trotzdem noch auftreten, aber diesen kann entgegengewirkt werden, indem Du zuerst eine einfache Variante des Intervallfastens wählst und dann später erst auf komplette Fastentage wechselst.

### Normalisierung der Cholesterinwerte

Regulierung einer Fettleber in Richtung Normalzustand. Inwieweit sie vollständig geheilt werden kann, ist zum einen davon abhängig, wie schwer sie bereits betroffen ist. Zum anderen kommt es auf die Form des Intervallfastens an. Um eine erfolgreiche Regulierung zu erreichen, ist das Intervallfasten 16:8 oder 20:4 notwendig. Auch das Tagesfasten kann zu einer Besserung führen, wenn man sich dieser Form stellen möchte. Grund für die Besserung ist der vermehrte Fettabbau des Organismus. Dieser führt, wenn ein längerer Zeitraum durchgehalten wird, automatisch zu einer Verbesserung der Leberwerte.

### Positive Auswirkung auf zu hohen Blutdruck

Auch dieser hat mit dem schwindenden Gewicht zu tun. Zudem verhilft die verbesserte Zellregeneration, die Blutgefäße zu stärken und zu reinigen. Auch dies kann einen hohen Blutdruck beeinflussen.

## Unterstützung bei Arthrose

Die Arthrose selber kann vermutlich nur bedingt durch das Intervallfasten beeinflusst werden. Allerdings profitiert das Krankheitsgeschehen von dem Reinigungsgeschehen im Organismus.

## Negative Auswirkungen auf den Organismus

So viele positive Reaktionen es für den Organismus auch geben mag, es kann leider auch einige weniger erfreuliche Nebenwirkungen geben. Diese treten für gewöhnlich aber nur für einen gewissen Zeitraum zu Beginn des Intervallfastens auf. Hat sich der Organismus zu einem gewissen Grad (der bei jedem unterschiedlich schnell erreicht wird) regeneriert, sollten diese Nebenwirkungen verschwinden.

### Abgeschlagenheit

Während der Umstellung des Körpers auf das Intervallfasten kann es zu Abgeschlagenheit kommen. Dies tritt häufig auf und kann behoben werden, indem auf eine ausreichende Flüssigkeitsaufnahme und der Zufuhr von relevanten Vitalstoffen geachtet wird.

## Gereiztheit

Wer kennt das Thema nicht? Wenn man über längeren Zeitraum keine Nahrung zu sich nimmt und dann von Kolleginnen oder Kollegen angesprochen wird, reagiert man leicht über. Das liegt an der Unterversorgung von Kohlenhydraten. In der Regel vergeht auch die Gereiztheit nach einigen Tagen, wenn man sich an weniger Essen gewohnt hat. Falls nicht, solltest Du noch einmal überlegen, ob die gewählte Fastenmethode dir richtige für dich ist.

## Andauernder Hunger

In der Anfangszeit des Intervallfastens kann es häufiger auftreten, dass kontinuierlich ein Hungergefühl vorliegt. Dies muss die ersten Tage überwunden werden, indem viel getrunken wird. Nach einigen Tagen der Praxiserfahrung des Intervallfastens lässt dieses Hungergefühl auch nach und sie erleben die positiven Seiten des Intervallfastens. Sei bitte auch auf Heißhungerattacken vorbereitet und versuche diese zu wiederstehen. Auch hier spielt die Psyche eine große Rolle.

### Müdigkeit

Sie stellt sich zumeist in den Abendstunden ein. Daher wird sie von den meisten Personen nicht als negative Nebenwirkung, sondern eher als begrüßende Auswirkung des Tages registriert. Dass sie mit dem Intervallfasten zusammenhängt, ist vielen nicht einmal bewusst. Bist Du allerdings andauernd unter Tags müde, liegt dies häufig an fehlender Energiezufuhr. Vor allem ist das bei den Fastenmethoden ersichtlich, an denen komplette Tage nicht gefastet wird. Falls deine Leistung stark nachlässt, prüfe die gewählte Fastenmethode.

### Disziplin in Sachen bewusster Ernährung

Aufgrund der konkreten Essenszeiten ist es möglich, dass man sich der gesunden Vielfalt gar nicht bewusst ist. Dafür greift man stereotype zu denselben, eventuell ungesunden oder für den Körper schädlichen Nahrungsmitteln. Daher ist eine gewisse Achtsamkeit mit den Nahrungsmitteln notwendig. Am besten ist es, sich wöchentliche Essenspläne zu erstellen, damit die Vielfalt des Essens erhalten bleibt.

## Leichte Übelkeit

Der Körper muss sich erst an den Sachverhalt gewöhnen, dass die Nahrungsaufnahme ausbleibt. Die Energiezufuhr erfolgt nicht mehr von Außen, sondern muss von Innen heraus in Form von Abbau der körpereigenen Reserven erfolgen.

## Kopfschmerzen

Sie rühren vom Lösen alter Schlacken, die sich im Körper abgesetzt haben. Kommen sie in Bewegung, um abtransportiert zu werden, können diese Kopfschmerzen entstehen. Auch sie werden nach einer Anfangsphase verschwinden, da sich keine neuen Schlacken zum Abtransport ansammeln. – Sofern man durchhält. Viel trinken über den Tag verteilt (2 – 3 Liter täglich) transportiert die Schlackenstoffe schneller aus dem Körper, sodass die Kopfschmerzen nicht allzu lange anhalten.

## Mundgeruch

Er ist eine Folge des Reinigungsprozesses des gesamten Organismus. In der Regel verschwindet er nach einigen Tagen des Fastens. Um die Zeit bis dahin zu überbrücken, solltest Du regemäßig Trinken und lieber öfters die Zähne putzen. Kaugummi kauen ist aber wohl der erst Gedanke, der jedem zur Bekämpfung von Mundgeruch einfällt? Wäge dies bitte ab, denn das Kauen vermittelt deinem Gehirn, dass eine Nahrungsaufnahme bevorsteht. Der Körper richtet sich anschließend darauf ein, aber letztlich erhält er noch nichts und das Hungergefühl steigt ziemlich stark an. Wenn Du Kaugummi wählst, dann bitte nur als Ausnahme und zuckerfrei.

## ACHTUNG, ACHTUNG:

Es sollte an dieser Stelle noch einmal darauf hingewiesen werden, dass ein achtsamer Umgang mit den Nahrungsmitteln notwendig ist, damit die selbst gesteckten Ziele erreicht und im Anschluss gehalten werden können. Ein einmaliger Ausrutscher kann durchaus wieder aufgefangen werden, schließlich soll man ja auch einmal Spaß mit Freunden und Verwandten haben und feiern dürfen. Dann ist aber in den folgenden Tagen mehr als sonst auf die Kalorienzahl bzw. die gewählten Nahrungsmittel zu achten. Wege, sich in den Essensphasen satt zu essen, gibt es immer, auch wenn man die Kalorien reduzieren sollte. Man kann ungesunde Snacks z. B. durch knackige Gemüsesticks ersetzen. Achtsamkeit ist das Wort der Stunde!

# Kapitel 8: Intervallfasten vs. normale Diät

Genau genommen kann das Intervallfasten überhaupt nicht mit einer normalen Diät verglichen werden. Zu viele Komponenten sind vollkommen anders ausgelegt. Zudem ist das Ziel nicht vergleichbar.

## Die Diät

Bei einer Diät ist Gewichtsverlust das vorrangige Ziel. Gewichtsverlust und damit verbunden ein Shaping des Körpers. Gerade Kurzdiäten, in denen man innerhalb weniger Tage möglichst viele Pfunde verliert, sind bei vielen Menschen ein üblicher Wegbegleiter. Fast jede Diät ist mit Verboten geprägt. Das bedeutet, dass bestimmte Nahrungsmittel ausgeschlossen werden. Alkohol und andere „Suchtmittel" sind generell verpönt. Doch sind Diäten grundsätzlich zeitlich beschränkt. Sie werden nur über einen, meist relativ kurzen Zeitraum durchgeführt. Werden sie beendet, kehrt man zur „normalen" Ernährung zurück. Langfristig gesehen ändert sich also für den Organismus überhaupt nichts. Kein Wunder, dass sich bei den meisten Diäten auch der berühmte Jo-Jo-Effekt einstellt. Wir kennen es alle: Kurz nach Beendigung der Diät haben wir meist noch mehr Pfunde auf den Hüften als vor Beginn derselben. C’est la vie!

## Das Intervallfasten

Beim Intervallfasten geht es nur unterschwellig um den Gewichtsverlust. Vorrangig geht es darum, bei der optimalen Nahrungs- / Energiemenge die Essenszeiten zu verschieben. Dieses Vorgehen wurde bereits eingehend beschrieben. Egal, wie man diese Zeiten verschiebt, man muss automatisch achtsamer mit der Nahrung umgehen. Aufgrund der zeitlichen Verschiebung kommt es zu einer Umstrukturierung des Stoffwechsels. Die Zellen werden effektiver und langfristiger gereinigt bzw. abgestorbene oder beschädigte Zellen eliminiert. Dadurch wird das gesamte Gewebe gesünder und kräftiger. Das Immunsystem wird ebenfalls in Folge belastbarer. Selbiges geschieht mit dem Nervensystem. Stück für Stück werden alle geschlossenen Systeme des

Organismus zunächst gereinigt und danach gestärkt, was durch die gesündere Zellstruktur erklärbar ist.

Das Intervallfasten ist also eine Methode, den Körper ganzheitlich zu reinigen und zu regenerieren. Dies ist mit einer herkömmlichen Diät nicht möglich.

# Kapitel 9: Häufige Anwendungsfehler beim Intervallfasten

Bei jeder Art der Gewichtsabnahme, die man durchführen möchte, kann es zu Anwendungsfehlern kommen. So auch beim Intervallfasten. Die meisten davon jedoch lassen sich relativ leicht beheben. Schauen wir also einmal, welche Fehler am häufigsten auftreten und wie diese behoben werden können.

## Zu hohe Erwartungen

Deine Erwartungen sind zu hoch: Dein Körper soll an einen neuen Essensrhythmus gewöhnt werden. Der Gewichtsverlust steht zu Beginn an zweiter Stelle. Rechne eine Eingewöhnungszeit von gut zwei Wochen ein, damit sich der Organismus an die „neue" Energiequelle gewöhnen kann. Setze dich nicht selbst unter Stress, wenn die Ergebnisse nicht sofort kommen. Und lasse dich nicht von Freunden oder Bekannten unter Stress setzen, wenn sie mit den unter Kapitel 3 aufgeführten „Weisheiten" versuchen, dich zu beeinflussen. Sei dir bewusst, dass Du sehr oft überschätzt, welchen Erfolg Du in ein paar Wochen erzielen kannst, Du aber unterschätzt, welche Ziele Du in ein paar Monaten erreichen kannst. Arbeite einfach kontinuierlich daran, dann wird es auch klappen!

### Übertriebenes Schlemmen

Passe Deine Nahrungsaufnahme der neuen Situation an: Kann es sein, dass Du immer noch zu viel innerhalb der Essensphasen zu Dir nimmst? Achte nicht nur darauf, was Du isst, sondern auch wie viel und ob diese Menge tatsächlich notwendig ist. Du wirst feststellen, nicht nur die Energiequelle hat sich geändert. Auch die benötigte Menge wird sich im Laufe der Zeit vermutlich mehrfach reduzieren. Du darfst zwar prinzipiell essen was Du möchtest, aber achte immer auf deine Energiebilanz. Rezeptideen gibt es in Kapitel 11.

### Keinen Ernährungsplan besitzen

Isst Du auch tatsächlich das Richtige? Es ist nicht einfach, sofort alles richtig zu machen. So kann es zu Beginn durchaus passieren, dass Du noch keinen ausgewogenen Ernährungsplan zusammengestellt hast und sich einige falsche Nahrungsmittel eingeschlichen haben. Macht nichts. Das wird sich schon richten. Lies noch einmal nach, an welchen

Nahrungsmitteln es liegen kann. Planung ist das A und O im Leben. Es ist empfehlenswert, sich einen Nahrungsplan für eine Woche aufzustellen, indem die Nahrungsaufnahme für alle Tage aufgeführt ist. So werden Versuchungen reduziert und Du kannst deine Ziele leichter erreichen.

**Mangelnde Vorbereitung**

Je nachdem, für welche Form des Intervallfastens Du dich entscheidest, ist es erforderlich, dass Du dich intensiv auf den Fastenvorgang vorbereitest. Beim 5:2 Fasten ist dies z. B. deutlich schwieriger als beim 16:8 Fasten: Du muss ggf. dein soziales Umfeld darüber informieren, dass Du beim 5:2 Fasten an bestimmten Tagen nichts bzw. nur sehr wenig isst. Natürlich kannst Du deine Arbeitskolleginnen / Arbeitskollegen zum Essen begleiten, aber es ist psychisch sehr herausfordernd, der Versuchung zu wiederstehen, nicht auch etwas essen zu wollen. Im Tierreich gibt es einen Begriff, der dieses Verhalten gut beschreibt: „Futterneid“. Diesen Neid auf das Essen der anderen gilt es durch eine starke Willenskraft und Entschlossenheit zu wiederstehen. Du wirst sehen, wenn Du Erfolge erzielst, werden die anderen

Menschen dich für deine Stärke und Willenskraft bewundern!

Leichter wird es aber auf alle Fälle im Bereich des 16:8 Fasten fallen. Hier kannst Du dein Mittag- und Abendessen wie gewohnt einnehmen und somit auch an dem normalen Sozialleben teilnehmen wie du es bisher gewohnt warst.

**Zu wenig Bewegung**

Du denkst, wenn du fastest, solltest Du auch die Bewegung reduzieren? Das ist falsch!

Wenn sich das Ende der Fastenphase nähert, ist es sinnvoll, durch leichte körperliche Bewegung die Fettverbrennung anzukurbeln. Es müssen keine weiten Läufe oder Radfahrten sein, es reicht z. B. aus, wenn Du vor dem Mittagessen einfach 15 Minuten Fahrrad fährst. Das kann auch gut mit der Nahrungsaufnahme verbunden werden:

15 Minuten zum Mittagessen mit dem Fahrrad fahren und anschließend die gleiche Strecke zurück. So hast Du vor und nach dem Essen etwas für die Fettverbrennung getan und fällst auch nicht in das wohl

jedem bekannte Nachmittagstief, das deine Leistungsfähigkeit stark reduziert.

Abends kannst Du noch mal das gleiche machen. Dies wird deine Erfolge noch weiter verbessern.

### Wahl der falschen Intervallfastenform

Ein Fehler ist die falsche Wahl der Intervallfastenform. Wie bereits erwähnt, ist nicht jede Form für einen Anfänger gleich gut geeignet. Sei bitte nicht zu übermotiviert und probiere eine Variante aus, bei der du schon zu Beginn Zweifel hast. Beginne einfach mit der 16:8 Methode und nicht gleich mit der 5:2 Methode.

Die Variante muss Deinem Alltag angepasst sein, nicht umgekehrt. Überdenke Deine Wahl ggf. als noch einmal.

Dein Alltag lässt Deiner gewählten Methode keinen Platz? Besonders, wenn man sich für die Tages-Methode entschieden hat und unverhofft zusätzliche Termine ins Haus stehen. Dies kann alles durcheinanderbringen und das Ergebnis verfälschen, wenn nicht gar ruinieren. Nämlich dann, wenn es öfters passiert. Meine Empfehlung: starte einfach, denn es ist motivierender von einer einfacheren in eine schwerere

Methode zu wechseln als bei einer schwereren zu scheitern und dann auf die einfache wechseln zu müssen. Auch hier spielt die Psyche eine Rolle.

**Zu früh aufgeben**

Lasse Dich nicht entmutigen. Ändere die Methode, sodass sie zu Deinem Alltag passt. Und nun geht es noch einmal von vorne los mit neuem Elan! Es ist noch kein Meister vom Himmel gefallen. Sofern die körperlichen Voraussetzungen vorhanden sind (keine Krankheiten etc.) kann es jeder schaffen. Bereite dich aber auch darauf vor, dass es nicht einfach wird, den Versuchungen des Alltags zu wiederstehen. Dein Motto muss lauten: Aufgeben ist keine Option! Wenn Du wirklich etwas willst, dann kannst Du das auch schaffen. Es kann eigentlich gar nicht oft genug wiederholt werden: Achte auf die psychische Komponente. Intervallfasten scheitert sehr häufig an fehlender Willenskraft.

# Kapitel 10: Intervallfasten in Kombination mit Muskelaufbau

Man hört immer wieder, dass das Intervallfasten zusammen mit Muskelaufbau kombiniert werden kann. Dies ist eine Idee, der sich insbesondere Bodybuilder gerne verschreiben. Suchen sie doch immer wieder Methoden, wie auf natürliche Weise intensiver Muskelaufbau betrieben werden kann.

### Worauf basiert der Muskelaufbau?

Wie bereits erwähnt wurde, hat das Intervallfasten einen positiven Einfluss auf den gesamten Stoffwechsel. Dazu gehört auch das Hormonsystem. Während wir also des Nachts schlafen, beginnt der Fastenprozess, wenn man es ganz genau sieht. In dieser Zeitspanne ist unter anderem ein erhöhter Spiegel einiger Hormone zu verzeichnen. Dieser sinkt übrigens genau in dem Moment wieder, wo wir Nahrung zu uns nehmen. Wer also viele kleine Mahlzeiten über den Tag verteilt zu sich nimmt, verhindert, dass bestimmte Hormone in größeren Mengen im Körper arbeiten können.

- Der Testosteronlevel steigt an. Dadurch wird der Fettabbau verstärkt und der Muskelaufbau unterstützt.
- Der HGH-Level (Human Growth Hormon) steigt ebenfalls an. Auch dieses Hormon unterstützt den optimierten Fettabbau und ist für einen Muskelaufbau zuständig.

Das bedeutet, dass zwei Fliegen mit einer Klappe geschlagen werden. Wer also in den Fastenmodus gerät, verbrennt verstärkt Fett. Gleichzeitig, gewissermaßen parallel dazu, wird der Muskelaufbau angeschoben. Die Muskeln wachsen fast wie im Schlaf. Und genauso schmelzen die Fettpolter dahin. Natürlich ist auch dies ein langsamer Prozess. Denn zunächst muss sich der Organismus an das Intervallfasten gewöhnen. Ist dies geschehen, wird die optimierte Fettverbrennung sich um die überflüssigen Fettpölsterchen kümmern. Erst wenn die Baustelle, sagen wir, gut läuft, wird man den Muskelaufbau, der natürlich auch nur in einem gemäßigten Tempo von Statten geht, registrieren können. Allerdings wird man bereits im Vorwege bemerken, dass sich der Organismus langsam an die Ernährungsumstellung gewöhnt. Die überschüssige Energie lässt sich sehr gut für einige zusätzliche, sportliche Trainingseinheiten nutzen. Gerade Bodybuilder wissen diesen Vorteil zu schätzen.

Auch wenn es nun überzogen klingt, ist es für den Bodybuilder, aber auch für jeden anderen Sportler, eine sehr gute Neuigkeit. Sie haben die Chance, trotz Fastens ein optimales Training zu absolvieren, damit später im Schlaf die Erfolge Stück für Stück sichtbar werden. Und dies auch bleiben.

# Kapitel 11: Rezepte zum Intervallfasten

**Die Rezepte gelten für 1 bis 2 Portionen, je nachdem wie groß dein Hunger ist oder Du ggf. das Essen gleich noch für die nächste Mahlzeit aufheben möchtest!**

**Frühstück**

## Banana-Pancakes

| Menge | Zutat |
|---|---|
| 75 g | Haferflocken |
| 100 ml | Mandelmilch |
| 1 | Banane |
| 2 | Eier |
| | Zimt |
| | Kokosöl |
| | ggf. Beeren nach Wahl (zum Beispiel Heidelbeeren oder Himbeeren) |

1. Mixe zuerst die Haferflocken in einem Standmixer so lange, bis ein Pulver entsteht. Gebe danach die Mandelmilch, Banane, Eier und Zimt hinzu und mixe alles zusammen gut durch.
2. Erhitze anschließend etwas Kokosöl in einer Pfanne und gebe portionsweise den Teig hinzu. Stecke nach Belieben Beeren einzeln in den Teig und backe sie mit. Wende die Pfannkuchen einmal sobald sie von unten goldbraun gebacken sind.

# Quinoa-Schoko-Brei

| Menge | Zutat |
|---|---|
| 80 g | Quinoa |
| 125 ml | Mandelmilch |
| 1 EL | rohes Kakopulver (entölt) |
| 50 g | frische Himbeeren |
| | Agavensirup oder Stevia |

1. Wasche das Quinoa mit warmen Wasser in einem Sieb und fülle es in einem Topf. Gebe anschließend die Mandelmilch hinzu und lasse es bei geringer Hitzezufuhr ca. 12 Minuten kochen. Sollte die Mandelmilch zwischendurch verdunstet sein, fülle noch etwas Mandelmilch nach (Die Konsistenz sollte wie beim Milchreis sein).
2. Gebe zum Schluss noch rohes Kakaopulver hinzu und hebe die Himbeeren locker unter die Masse. Zum süßen kann Agavensirup oder Stevia verwendet werden.

# Puten-Sandwich mit Ei

| Menge | Zutat |
|---:|---|
| 2 Scheiben | Vollkornbrot |
| 1 | Ei |
| 60 g | Putenschinken |
| ½ | Avocado |
| ½ | Tomate |
| | Salz und Pfeffer |

1. Toaste die Scheiben Vollkornbrot und koche das Ei für etwa 7 Minuten.
2. Pelle das Ei und schneide es in Scheiben. Wasche die Tomate und schneide sie ebenfalls in Scheiben. Beschmiere anschließend die Scheiben Vollkornbrot mit Avocado und belege sie mit Ei, Tomate und Putenschinken. Würze das Ganze zum Schluss mit Salz und Pfeffer.

# Rührei mit Räucherlachs

| Menge | Zutat |
|---:|---|
| 3 | Eier |
| 2 EL | Milch |
| 1 Scheibe | geräucherter Lachs |
| | Salz und Pfeffer |
| | Butter (zum Anbraten) |
| | ggf. beliebige Kräuter nach deinen Wünschen (gut geeignet: z. B. Schnittlauch) |

1. Verrühre zuerst die Eier mit der Milch und würze das Gemisch mit Salz und Pfeffer.
2. Lasse ein wenig Butter in einer Pfanne bei niedriger Hitze zergehen und füge das Gemisch hinzu.
3. Nachdem das Rührei ein wenig angebraten ist lege den geräucherten Lachs darauf und lasse ihn kurz garen.
4. Füge zum Schluss noch ggf. Kräuter hinzu und würze das Ganze ein wenig nach.

# Eiweißbrot mit körnigem Frischkäse und Marmelade

Für das Brot:

| Menge | Zutat |
|---|---|
| 100 g | Gemahlene Nüsse (Sorte: nach Belieben) |
| 100 g | Leinsamen (geschrotet) |
| 250 g | Quark |
| 7 St. | Mittelgroße Eier |
| 100 g | gemahlener Weizen (Kleie) |
| 50 g | Weizenmehl |
| 1 Pck. | Backpulver |
| 1 TL | Salz |
| 2 EL | Sonnenblumenkerne |
| | Margarine (zum Einfetten) |

Für den Belag:

| Menge | Zutat |
|---|---|
| | körniger Frischkäse/Hüttenkäse |
| | Marmelade (zuckerreduziert) |

1. Verrühre für das Brot den Magerquark mit den Eiern und gebe dann den Rest der Zutaten (bis auf die Butter) hinzu. Fette eine Form mit Butter ein und fülle den Teig in die Form. Backe das Brot bei 170 Grad für mindestens 50 Minuten.
2. Schneide das Brot in Scheiben und belege es nach Belieben, zum Beispiel mit körnigem Frischkäse und Marmelade.

# Low-Carb Schoko-Granola

| Menge | Zutat |
|---|---|
| 200 g | geraspelte Kokosnuss |
| 100 g | gemahlene Mandeln |
| 100 g | Sonnenblumenkern |
| 50 g | Walnüsse |
| 50 g | Kürbiskerne |
| 40 g | Kakaopulver (mit mindestens 60 % Kakaoanteil) |
| 4 St. | Eiweiß |
| | Agavensirup oder Stevia |

1. Gebe die Kokosraspel, die gemahlenen Mandeln und alle Nüsse und Kerne zusammen mit dem Kakaopulver in eine Schüssel und vermische sie miteinander.
2. Trenne die Eier und vermische das Eiweiß nach Belieben mit Agavensirup oder Stevia. Vermische die Eiweißmasse anschließend mit der Nussmasse bis das Ganze leicht krümelig und feucht ist.

3. Ein Backblech mit Backpapier auslegen und die Masse darauf gut verteilen. Anschließend im Backofen bei 130 Grad 60 Minuten backen. Mische alle 15 Minuten das Ganze nochmal durch, damit das Granola gleichmäßig geröstet wird. Lasse es zum Schluss gut abkühlen.
4. Das Low-Carb Granola schmeckt herrlich mit fettreduzierter Vollmilch bzw. Mandel- oder Hafermilch. Nach Belieben können noch frische Früchte oder Beeren hinzugefügt werden.

# Pizzaburrito

Für die Tortilla:

| Menge | Zutat |
|---|---|
| 125 g | Magerquark |
| 3 St. | Eier |
| 180 g | geriebener Käse (Gouda oder Mozzarella) |
| | Salz |

Für den Belag (Mengen nach Belieben):

| Menge | Zutat |
|---|---|
| | geriebener Käse (Gouda oder Mozzarella) |
| | Tomatensauce |
| | Putenschinken |
| | Zucchini |
| | Champignons |
| | Mais |
| | Rucola |

1. Für die Tortilla verrühre zuerst den Magerquark mit Eier und Käse in einer Schüssel. Würze die Masse mit ein wenig Salz.
2. Stürze die Masse anschließend auf ein mit Backpapier ausgelegtes Backblech und streiche sie glatt.
3. Backe den Burrito-Teig bei 170 Grad für 15 Minuten im Ofen.
4. Bereite in der Zwischenzeit den Belag vor. Je nach Wunsch können verschiedene Zutaten verwendet werden. Wasche die Zucchini, die Champignons und den Rucola gründlich ab und schneide sie zusammen mit dem Putenschinken in mundgerechte Stücke.
5. Nehme das Backblech aus dem Ofen und bestreiche den Tortilla-Teig mit Tomatensauce. Belege ihn anschließend mit Putenschinken, Zucchini, Champignons und Mais und bestreue die Zutaten mit Käse.
6. Anschließend alles noch einmal in den Ofen schieben. Wenn der Käse goldbraun ist, dann wieder aus dem Ofen nehmen.

7. Lasse das Ganze ein wenig abkühlen. Bestreue die Zutaten zum Schluss mit Rucola und rolle sie vorsichtig zu einem Burrito ein.

# Linsen-Eintopf

| Menge | Zutat |
|---|---|
| 50 g | rote Linsen |
| 1 St. | große Kartoffel |
| 1 St. | rote Paprika |
| 1 St. | Zwiebel |
| 1 St. | Möhre |
| 1 St. | Knoblauchzehe |
| 2 EL | Olivenöl |
| 200 ml | Gemüsebrühe |
| 25 g | Tomatenmark |
| 10 g | Frischläse |
| | Paprikapulver |
| | Muskat |
| | brauner Zucker |
| | ggf. frische Kräuter |
| | Salz und Pfeffer |

1. Schäle zuerst die Kartoffel und Möhre und wasche die Paprika gründlich ab. Schneide das Gemüse anschließend in mundgerechte Stücke. Anschließend die Zwiebel und die

Knoblauchzehe schälen und in kleine Würfel schneiden.

2. Brate das Gemüse mit der Zwiebel und Knoblauchzehe in Olivenöl an und würze es nach Geschmack mit etwas Salz, Pfeffer und braunem Zucker.
3. Koche die Linsen separat für etwa 10 Minuten in einem Topf mit ungesalzenem Wasser (Linsen werden immer mit der doppelten Wassermenge gekocht).
4. Lösche das Gemüse hinterher mit Gemüsebrühe ab und lasse es 15 Minuten köcheln.
5. Gieße die Linsen ab und gebe sie zum Gemüse hinzu. Füge zum Schluss noch Tomatenmark und Frischkäse hinzu und würze das Ganze mit Paprikapulver, Muskat und ggf. frischen Kräutern.

# Süßkartoffel-Wedges mit Quark-Dip

Für die Wedges:

| Menge | Zutat |
|---|---|
| 500 g | Süßkartoffeln |
| 2 EL | Olivenöl |
| | Salz und Pfeffer |
| | Paprikapulver |
| | Currypulver |

Für den Dip:

| Menge | Zutat |
|---|---|
| 125 g | Quark |
| 1 EL | Mineralwasser |
| 2 EL | Frische Kräuter (zum Beispiel Schnittlauch oder Dill) |
| 1 St. | Zitrone (gepresst) |
| | Pfeffer |

1. Wasche die Süßkartoffeln und schneide sie in Streifen. Lege sie in eine Backform und füge Olivenöl, Paprika- und Currypulver und Salz und Pfeffer hinzu.
2. Vermische alles miteinander und backe die Süßkartoffeln für 30 – 40 Minuten bei 200 Grad im Backofen. Wende sie zwischendurch, damit sie gleichmäßig braun werden.
3. Für den Dip vermenge den Quark mit Mineralwasser, frisch gehackten Kräutern, ein wenig Zitronensaft und Pfeffer.

# Thai-Curry mit braunem Reis

| Menge | Zutat |
|---|---|
| 1 TL | Erdnussöl |
| 200 g | Hühnerbrust |
| 1 TL | Currypaste (rot, grün oder gelb) |
| 200 ml | Kokosmilch |
| 1 TL | Erdnussbutter |
| ½ St. | Knoblauchzehe |
| ½ TL | Gemüsebrühe |
| 1 Handvoll | Zuckerschoten oder grüne Bohnen |
| ½ St. | Karotte |
| ½ St. | Brokkoli |
| 1 TL | Speisestärke |
| 2 EL | Wasser |
| ½ Tasse | brauner Reis (oder Quinoa) |
| 125 ml | Wasser |
| | Salz |

1. Koche zuerst eine halbe Tasse braunen Reis mit einer Tasse Wasser und einer Prise Salz bei niedriger Hitze.

2. Schneide die Hühnerbrust in kleine Stücke und brate sie in Erdnussöl an. Nehme sie anschließend aus der Pfanne.
3. Das Gemüse waschen und in kleine Stücke schneiden (mundgerecht).
4. Brate dann die Currypaste in derselben Pfanne an und lösche es mit Kokosmilch ab. Gebe nun Erdnussbutter, klein gehackten Knoblauch, Gemüsebrühe, Zuckerschoten, Karotten und Brokkoli hinzu und lasse alles 10 Minuten bei geringer Hitzezufuhr köcheln.
5. Gebe danach die Hühnerbrust hinzu und lasse sie ebenfalls ein wenig köcheln. Zum Schluss kann das Curry noch mit Wasser und Speisestärke angedickt werden und mit Salz nachgewürzt werden.

# Möhren-Zucchini-Bratlinge mit Dip

Für die Bratlinge:

| Menge | Zutat |
|---|---|
| 400 g | Möhren |
| 200 g | Zucchini |
| 1 St. | Zwiebel |
| 2 St. | Eier |
| 100 g | Hafermehl oder Vollkornmehl |
| | Olivenöl |
| | Salz und Pfeffer |

Für den Dip:

| Menge | Zutat |
|---|---|
| ½ Becher | Joghurt (ggf. griechischer Joghurt) |
| ¼ St. | Salatgurke |
| 1 St. | Knoblauchzehe |
| ½ EL | Olivenöl |
| | Salz |

1. Wasche die Zucchini und schäle die Möhren mit einem Sparschäler. Raspel das Gemüse

anschließend mit einer Gemüseraspel und presse die Scheibchen mit einem Küchentuch aus.

2. Schäle eine Zwiebel und hacke sie in kleine Würfelchen. Vermische dann das Gemüse mit der Zwiebel, den Eiern, Hafermehl und Salz und vermenge alles miteinander.
3. Forme aus der Masse kleine Häufchen und lege sie in eine mit Olivenöl eingefettete Pfanne. Brate die Bratlinge nun von beiden Seiten goldbraun an.
4. Für den Dip schäle eine Salatgurke und rasple sie ebenfalls. Schneide die Knoblauchzehe in kleine Stücke.
5. Vermische die Gurkenscheibchen und den Knoblauch anschließend mit Joghurt und Olivenöl und würze das Ganze mit Salz.

# Avocado-Kartoffel-Salat

| Menge | Zutat |
|---|---|
| ½ St. | Avocado |
| 300 g | gekochte Kartoffeln |
| 1 St. | Zwiebel |
| 1 TL | Apfelessig |
| 1 TL | Senf |
| 1 EL | Olivenöl |
| | Salz und Pfeffer |
| | Honig oder Agavensirup |
| | Ggf. frische Kräuter (zum Beispiel Schnittlauch oder Dill) |

1. Halbiere eine Avocado und löffle die Hälfte aus. Zerdrücke die Avocado-Stückchen mit einer Gabel zu einer weichen Masse.
2. Schneide eine Zwiebel in kleine Würfel und füge sie der Avocado-Masse bei. Füge außerdem Apfelessig, Senf, Olivenöl, Salz und Pfeffer, Honig und frische Kräuter hinzu und vermenge alles miteinander.

3. Schneide zum Schluss die gekochten Kartoffeln in kleine Würfel und gebe sie zu der Avocado-Sauce. Anschließend alles vorsichtig vermengen.

# Brokkoli-Suppe

| **Menge** | **Zutat** |
|---:|---|
| 1 Kopf | Brokkoli |
| | Wasser |
| 3 EL | fettreduzierter Frischkäse |
| | Salz und Pfeffer |
| | eventuell Vollkornbrot |

1. Wasche zuerst den Brokkoli und schneide ihn grob in Stücke. Koche ihn danach in einem Topf mit Wasser bis er weich ist.
2. Püriere anschließend alles mit einem Pürierstab bis es eine dickflüssige Masse ergibt.
3. Füge den Frischkäse und evtl. noch ein wenig Wasser hinzu, um die Suppe dünnflüssiger zu machen. Würze sie zum Schluss mit Salz und Pfeffer.
4. Die Brokkoli-Suppe schmeckt herrlich mit einer getoasteten Scheibe Vollkornbrot.

# Pizza-Auflauf mit Hüttenkäse

| Menge | Zutat |
|---|---|
| 200 g | Hüttenkäse / körniger Frischkäse |
| 4 St. | Cocktailtomaten |
| 100 g | Geriebener Käse (Gouda oder Mozzarella) |
| 2 St. | Eier |
| 8 St. | frische Champignons |
| | frische Petersilie |
| | Salz und Pfeffer |
| | Oregano |
| | Butter für die Auflaufform |

1. Verrühre zuerst den Hüttenkäse zusammen mit dem Goudakäse und den Eiern in einer Schüssel. Würze das Ganze mit Oregano, Salz und Pfeffer.

2. Wasche die Cocktailtomaten und Champignons ab und schneide sie in Scheiben. Hebe sie anschließend vorsichtig unter die Masse und füge frische Petersilie hinzu.
3. Streiche die Masse in eine eingefettete Auflaufform und backe sie für ca. 30 Minuten bei 180 Grad im Ofen.

# Gefüllte Paprika mit Hähnchen und Mozzarella

| Menge | Zutat |
|---|---|
| 2 St. | rote Paprikaschoten |
| 200 g | Hähnchen (Minischnitzel oder Hähnchenbrustfilet) |
| 150 g | Karotten |
| ½ St. | rote Zwiebel |
| ½ St. | Zwiebel |
| ½ EL | Tomatenmark |
| ½ EL | Italienische Kräuter |
| ½ TL | Salz |
| | Pfeffer |
| ½ Pck. | Mozzarella (light) |
| ½ EL | Olivenöl |

1. Wasche zuerst die Paprikaschoten gründlich ab und schneide den Deckel der beiden Paprikaschoten mit samt dem Stiel ab. Entnehme dann das innere Kerngehäuse.

2. Schneide das Hähnchen in kleine Würfel und brate es in einer Pfanne mit Olivenöl scharf an, bis es gar ist.
3. Schäle in der Zwischenzeit die Karotten, die Knoblauchzehe und die Zwiebeln und schneide sie in kleine Würfel.
4. Sobald das Hähnchen durch ist füge die Zwiebeln und den Knoblauch hinzu und brate sie mit, bis sie glasig sind. Gebe danach die Karotten hinzu und brate sie leicht an. Füge anschließend das Tomatenmark zusammen mit den Kräutern hinzu und würze das Ganze mit Salz und Pfeffer. Verrühre es gut und lasse es noch ein wenig Braten.
5. Schneide in der Zwischenzeit den Mozzarella in kleine Würfel und brate ihn für ca. 2 Minuten, bis er leicht schmilzt.
6. Die Masse in die Paprikaschoten füllen und in eine Auflaufform geben. Nun im Backofen bei 200 Grad für ca. 20 Minuten backen.

# Mediterranes Gemüse in Tomatensauce

Für das Gemüse:

| Menge | Zutat |
|---|---|
| 1 St. | Aubergine |
| 1 St. | Zucchini |
| 1 St. | grüne Spitzpaprika |
| 4 St. | große Kartoffeln |
| | Olivenöl |
| | Salz und Pfeffer |

Für die Sauce:

| Menge | Zutat |
|---|---|
| 250 g | Joghurt |
| ½ Dose | Pizzatomaten oder geschälte Tomaten |
| 1 St. | Knoblauchzehe |
| | Olivenöl |
| | Salz und Pfeffer |

1. Schäle zuerst die Kartoffeln. Wasche dann die Aubergine und die Zucchini ab und schneide sie zusammen mit den Kartoffeln in Scheiben mit einer Dicke von ca. 1 cm. Die Paprikaschote

waschen und in kleine Stücke schneiden (Würfel). Lege das Gemüse anschließend in ein Küchentuch zum Trocknen.

2. Das Gemüse in eine Auflaufform legen und mit Olivenöl bestreichen / beträufeln. Würze es außerdem mit Salz und Pfeffer.
3. Schiebe die Auflaufform für ca. 30 Minuten bei 200 Grad in den Ofen.
4. Für die Sauce schneide die Knoblauchzehe in hauchdünne Würfelchen und dünste sie in einer Pfanne mit Olivenöl.
5. Für eine feine Sauce kann man die Pizzatomaten pürieren, bevor man sie dazu gibt. Man kann die Tomaten aber auch in kleine Würfelchen schneiden und sie in der Pfanne mit anbraten. Anschließend wird das Ganze noch mit Salz und Pfeffer gewürzt.
6. Am Ende wird der Joghurt und die Tomatensauce über das Gemüse gegeben.

# Fisch-Gemüse-Pfanne

| Menge | Zutat |
|---|---|
| 250 g | frisches oder Tiefkühl-Fischfilet (z. B. Pangasius oder Seelachs) |
| 1 St. | kleine Zucchini |
| 1 St. | gelbe Paprikaschote |
| ½ St. | Zwiebel |
| 50 g | Brokkoli |
| 1 St. | Frühlingszwiebel |
| 250 ml | Kokosmilch |
| 1 Prise | Ingwerpulver |
| 1 TL | Rapsöl |
| 1 TL | Sesamöl |
| | Salz und Pfeffer |
| | Knoblauch |
| | Dill |

1. Schneide den Fisch in mundgerechte Stücke und würze ihn mit Salz und Pfeffer.
2. Wasche das Gemüse und schneide die Zucchini in dünne Scheiben. Die Zwiebel und die Paprikaschote in kleine Würfel hacken. Anschließend den Brokkoli in die einzelnen

Röschen teilen. Die Frühlingszwiebel noch in einzelne Ringe hacken.

3. Mische dann die beiden Ölsorten und brate dann die Zucchini, Zwiebel, Paprikaschoten und Frühlingszwiebel darin an. Würze das Ganze mit Knoblauch, Dill und Salz und Pfeffer.
4. Gebe anschließend Kokosmilch hinzu und lasse das Ganze für ca. 5 Minuten auf kleiner Stufe kochen. Gebe dann den Brokkoli hinzu und lasse ihn 10 Minuten mitkochen.
5. Füge hinterher noch eine Prise Ingwerpulver hinzu und gebe den Fisch in die Sauce. Das Ganze sollte einmal kurz aufkochen und dann nochmal 5 Minuten köcheln, bis der Fisch gar ist

# Rucola-Tomaten-Salat

| Menge | Zutat |
|---:|---|
| 100 g | Tomaten |
| ½ St. | reife Avocado |
| 1 St. | kleine Lauchzwiebel |
| 150 g | Rucola |
| 50 g | Kürbiskerne |
| 1 EL | dunkler Balsamicoessig |
| 1 EL | Olivenöl |
| 1 TL | Senf |
| 5 g | Honig |
| | Salz und Pfeffer |

1. Röste die Kürbiskerne ohne Fett in einer Pfanne an.
2. Gebe Olivenöl in eine Schüssel und vermische es mit dem Balsamicoessig, dem Senf und dem Agavensirup. Würze die Sauce mit Salz und Pfeffer.
3. Schneide die Frühlingszwiebel in dünne Ringe und halbiere die Avocado. Löse das

Fruchtfleisch mit einem Löffel aus der Schale und schneide es in Würfel. Schneide die Tomate ebenfalls in Würfel und gebe alles in die Schüssel.

4. Wasche den Rucola und schleudere ihn trocken. Schneide ihn in mundgerechte Stücke und gebe ihn ebenfalls in die Schüssel.
5. Vermenge alles miteinander und würze ggf. noch einmal mit Salz und Pfeffer nach. Gebe zum Schluss die gerösteten Kürbiskerne über den Salat.

# Avocado-Salat mit Hüttenkäse

| Menge | Zutat |
|---|---|
| 1 St. | reife Avocado |
| 200 g | Hüttenkäse / körniger Frischläse |
| ½ St. | Zwiebeln |
| 5 St. | Kirschtomaten |
| 1 St. | hart gekochtes Ei |
| 75 g | Rucola |
| | Salz und Pfeffer |
| | Currypulver |

1. Schneide die Zwiebel in feine Würfelchen und vermische sie mit dem Hüttenkäse, Salz und Pfeffer und dem Currypulver.
2. Schneide das hartgekochte Ei ebenfalls in Würfel und vermenge es mit der Hüttenkäse-Mischung.
3. Entkerne die Avocado und hebe das Fruchtfleisch vorsichtig mit einem Löffel aus der Schale heraus. Schneide es anschließend in mundgerechte Stücke.

4. Wasche den Rucola und schleudere ihn trocken. Schneide ihn ebenfalls in mundgerechte Stücke.
5. Wasche die Kirschtomaten und halbiere sie.
6. Lege den Rucola auf einen Teller und verteile die Hüttenkäse-Mischung darauf mit einem Löffel. Lege zum Schluss noch die Kirschtomaten und die Avocado-Stückchen auf den Hüttenkäse.

## Fazit

Du willst Deine Energie wieder zurückerhalten und dabei auf einfache Art und Weise abnehmen? Sei kein Frosch und probiere das Intervallfasten doch wenigstens einmal aus. Sicherlich hat nicht jede/r die Ausdauer und die Disziplin, sich dem Intervallfasten hinzugeben. Und doch wird jeder, der mit Achtsamkeit und Geduld an die Sache herangeht, feststellen müssen, dass das Intervallfasten eine ganzheitliche Angelegenheit ist, die Körper, Geist und Seele wiederaufbaut. Aller Anfang ist schwer. Doch lohnt es sich, diese vielleicht etwas unangenehme Anfangsphase durchzuhalten und weiter zu machen. Als Belohnung erhält man einen gesünderen, sich jünger anfühlenden Körper, der zu diesem Zeitpunkt optimal gereinigt wurde. Aufgrund der hormonellen Beteiligung funktionieren einige Bereiche besser als vorher. Das Immunsystem hat sich verbessert. Verschiedene Krankheitsbilder haben sich entweder verbessert oder sind vollständig verschwunden. Alles in allem hat man so ein optimales Milieu für den Organismus geschaffen.

Beachte aber bitte auch, dass das Fasten nicht für jede Person geeignet ist. Um körperliche Schäden zu vermeiden, ist es sinnvoll den Arzt vorher um Rat zu fragen. Du möchtest ja sicherlich nicht, dass Du Schäden erleidest.

Probiere es einfach aus und achte auf die einzelnen Punkte dieses Ratgebers. Alleine durch das Lesen des Ratgebers wird sich dein Gewicht nicht verändern, Du musst nun dein Wissen in der Praxis anwenden. Los geht's!

# Disclaimer

Die Benutzung dieses Buches und die Umsetzung der darin enthaltenen Informationen erfolgt ausdrücklich auf eigenes Risiko. Der Verlag und auch der Autor können für etwaige Unfälle und Schäden jeder Art, die sich durch die Verwendung dieses Buches ergeben, aus keinem Rechtsgrund eine Haftung übernehmen. Haftungsansprüche gegen den Verlag und den Autor für Schäden materieller oder ideeller Art, die durch die Nutzung oder Nichtnutzung der Informationen bzw. durch die Nutzung fehlerhafter und/oder unvollständiger Informationen verursacht wurden, sind grundsätzlich ausgeschlossen. Rechts- und Schadenersatzansprüche sind daher ausgeschlossen.

Bitte beachten Sie auch, dass Intervallfasten nicht für jeden aufgrund der gesundheitlichen Voraussetzungen geeignet ist. Fragen Sie zur Sicherheit Ihren Arzt um Rat. Für Schäden kann nicht gehaftet werden.

Das Werk inklusive aller Inhalte wurde unter größter Sorgfalt erarbeitet. Der Verlag und der Autor übernehmen jedoch keine Gewähr für die Aktualität,

Korrektheit, Vollständigkeit und Qualität der bereitgestellten Informationen. Druckfehler und Falschinformationen können nicht vollständig ausgeschlossen werden. Der Verlag und auch der Autor übernehmen keine Haftung für die Aktualität, Richtigkeit und Vollständigkeit der Inhalte des Buches, ebenso nicht für Druckfehler. Es kann keine juristische Verantwortung sowie Haftung in irgendeiner Form für fehlerhafte Angaben und daraus entstandenen Folgen vom Verlag bzw. Autor übernommen werden.

Impressum:

Autor: Tanja Stark

Kontakt: Roland Rauch, Enzkofen Siedlung 13, 94447 Plattling
Covergestaltung: Tanja Stark
Coverfotos: depositphotos.com

13368695R00057

Printed in Germany
by Amazon Distribution
GmbH, Leipzig